ÉTUDE

SUR

L'ACTION ANTIBLENNORRHAGIQUE

DE

LA DIGITALE

PAR

M. L.-J.-B. BÉRENGER-FÉRAUD

Docteur en médecine,
Docteur en chirurgie, médecin de première classe de la marine impériale,
Médecin ordinaire de S. A. I. le Prince Napoléon.

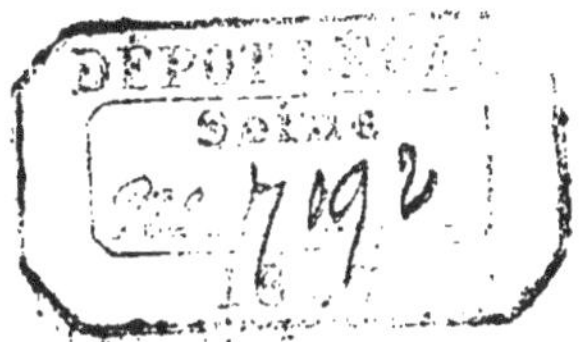

———— ◦ ————

PARIS

TYPOGRAPHIE HENNUYER ET FILS

7, RUE DU BOULEVARD, 7.

—

1867

ÉTUDE

SUR

L'ACTION ANTIBLENNORRHAGIQUE

DE LA DIGITALE

———

Il y a une douzaine d'années, le docteur Brughmans, de Diest, a annoncé dans le *Journal des Connaissances médico-chirurgicales* (1854, p. 61), et dans le *Journal de Médecine* de Bruxelles, que la digitale exerce une action marquée sur les organes génitaux. « Chacun, dit-il, peut se convaincre de cette action en faisant usage pendant cinq ou six jours de 30 à 40 centigrammes de digitale. Les organes génito-urinaires se réduisent alors à un état d'hyposthénie, de flaccidité tel, qu'on serait porté à douter de leur existence ; plus de chaleur, plus de tension, plus de congestion de ces parties, plus d'érections, plus de sensations voluptueuses, plus de désirs. » M. Brughmans a déduit de cette action physiologique de nouvelles applications thérapeutiques de la digitale, et il rapporte, en effet, dans son travail huit observations intéressantes, d'après lesquelles il est tenté de croire aux propriétés antiblennorrhagiques de la digitale pourprée.

Dans le courant du siècle dernier déjà, on avait préconisé la digitale contre les écoulements de l'urèthre. En effet, Giacomini dit dans son *Traité de Thérapeutique*, p. 177 : « Les chirurgiens ont aussi employé utilement la décoction de digitale dans les cas de leucorrhée et de blennorrhagie. »

J'ai été curieux de vérifier ces assertions. La digitale est un agent si intéressant de la thérapeutique, son action physiologique a été incidemment étudiée avec tant de soin dans ces dernières années, ses applications sont si utiles dans les affections les plus variées, qu'il

quentes dans le jour, si déchirantes qu'elles entraînent presque la syncope. Ecoulement épais et verdâtre.

Le 23 septembre, il se présente à la visite du matin. Pouls à 90. 12 gouttes d'alcoolé de digitale; journée meilleure. Même potion le soir; je ne note aucun retentissement sur la circulation. Bon sommeil pendant la nuit, et une seule érection, aussi douloureuse cependant que les précédentes, vers le matin. Pas de changement dans l'écoulement.

24 septembre. 16 gouttes d'alcoolé de digitale, matin et soir. L'écoulement est plus abondant, toujours crémeux; presque plus de douleurs à la miction, plus d'érection. Pas de changement du pouls.

Du 25 au 30 septembre, même prescription. Le pouls baisse successivement à 70, 65, 60. L'écoulement s'éclaircit et diminue, l'émission des urines se fait normalement. Aucune érection. Continuation du traitement.

Le 1ᵉʳ octobre, l'écoulement est réduit à un léger suintement incolore. Le malade a eu une érection, la première depuis le 23 septembre ; elle a été totalement indolore. L'urèthre est encore dur dans toute la portion spongieuse. Pouls à 65. Teinture de digitale *ut suprà*.

3 octobre. L'écoulement a cessé complétement ; pouls à 60. Cessation de tout traitement. Bayol, complétement guéri, reprend son service.

Voilà une guérison solide et rapide, due incontestablement à la digitale seule, et je dois dire que j'ai obtenu souvent un résultat aussi beau, mais seulement dans les cas que j'ai spécifiés plus haut : sujet jeune, sanguin, vigoureux, n'ayant pas eu d'écoulement précédent, se présentant à la visite très-peu de temps après l'invasion. Cette dernière condition est très-importante, je crois ; il me semble avoir remarqué que, même chez des sujets moins pléthoriques, moins vigoureux que Bayol, étant cependant à leur première uréthrite, la digitale avait un bon effet lorsque le traitement commençait quelques heures seulement après le début de la phlegmasie; tandis qu'au contraire, chez les sujets qui me paraissaient dans d'excellentes conditions, le fait seul de l'existence de l'uréthrite depuis trois ou quatre jours faisait que la digitale avait, je crois, de grandes chances d'échouer.

Quoi qu'il en soit, ce qui m'a paru très-remarquable, c'est que souvent l'uréthrite s'améliore sensiblement, avant que la circulation ait été impressionnée d'une manière appréciable ; chez Bayol, par exemple, l'amélioration de la phlegmasie s'est produite en vingt-quatre heures, tandis que le pouls n'a commencé à baisser que quarante-huit heures après. Notons ce fait, et disons en passant qu'il est analogue à ce qui se présente dans les pneumonies traitées par la digitale. Dans ce cas, en effet, la phlegmasie a cédé avant même que le pouls ait baissé et que l'appareil fébrile paraisse atteint.

Il n'est peut-être pas inutile de faire attention à ce point, pour l'étude du mode d'action de la digitale. Nous verrons en effet plus loin que, si l'on accepte l'idée de l'influence du médicament sur la circulation capillaire par l'entremise des nerfs vaso-moteurs, les phénomènes dont je parle sont facilement compris.

Obs. II. Lefoll, quartier-maître, né sur les côtes de la Manche; tempérament sanguin, athlétique; figure colorée; uréthrite intense datant de la veille; première atteinte. Pouls à 80.

1er jour, teinture de digitale : 10 gouttes. Même état.

2e jour, 30 gouttes en deux fois. Même état.

3e jour, 40 gouttes en deux fois. Amendement sensible ; le pouls baisse de huit pulsations. Aucun autre phénomène dépendant du médicament.

8e jour du traitement. L'écoulement est tari ; pouls à 60. *Exeat.*

Pendant près d'une semaine, Lefoll me semble avoir le visage moins coloré; son pouls est resté de 60 à 70. Il a pris 80 gouttes de teinture de digitale.

Obs. III. B***, né sur les côtes de Normandie, vingt-deux ans, taille élevée, force herculéenne; pouls à 75; uréthrite intense depuis la veille au matin. Erections constantes dans la nuit, fréquentes dans le jour, extrêmement douloureuses.

1er jour, teinture de digitale : 20 gouttes en deux fois ;

2e jour, aucune modification : 25 gouttes id. ;

3e jour, moins de douleurs : 30 gouttes id. ;

4e, 5e et 6e jours, même état ; même prescription.

7e jour, le pouls tombe à 60 ; diminution de l'écoulement. Même prescription.

8e, 9e, 10e jours, amélioration. Un peu de purgation, qui fait suspendre la digitale.

13e 14e 15e jours, 20 gouttes, deux fois par jour. Amendement.

19e jour, guérison. *Exeat.*

Je ne rapporterai pas en détail quatre autres observations analogues, qui n'ajouteraient aucun élément nouveau à mon étude. Les doses ont été pour celles-là, comme pour les trois précédentes, de 10 à 15 gouttes le premier jour, de 30 à 40 ensuite ; les hommes se sont présentés à moi dans les trente heures qui suivaient le début de la phlegmasie. La guérison complète est survenue dans les sept cas de la première catégorie : une fois le septième jour du traitement, une fois le huitième jour, deux fois le dixième jour, une fois le douzième jour, une fois le seizième jour, une fois le dix-neuvième jour du traitement.

L'intolérance digestive n'est survenue que le cinquième, sixième, dixième jour; et d'ailleurs la simple diminution de moitié dans les doses a toujours suffi, excepté chez le sujet numéro 3, où la purgation a été assez forte pour faire suspendre le médicament pendant deux jours. Dans aucun de ces deux cas, je n'ai noté de diurèse bien marquée.

2° L'heureuse influence de la digitale ne se manifeste cependant pas toujours d'une manière aussi rapide et aussi assurée dans l'uréthrite intense; quelquefois les accidents ont une plus grande ténacité; il faut forcer les doses et les continuer énergiquement pendant plusieurs jours pour les dompter. C'est surtout lorsque, quoique n'ayant pas eu d'écoulement antérieur, toujours dans les cas d'uréthrite récente, le sujet n'est pas franchement pléthorique. Chez les individus qui jouissent, à vrai dire, de la force et de la vigueur d'une riche jeunesse, mais qui présentent, malgré une forte constitution, les attributs classiques du tempérament nerveux ou bilieux, on ne peut compter d'une manière bien absolue sur les bons effets de la digitale, employée comme unique moyen de traitement. Certainement on arriverait encore assez souvent à la curation en s'obstinant, mais le plus sage alors est de recourir concurremment à d'autres antiblennorrhagiques plus efficaces, et la digitale tombe ainsi au second plan. Les deux observations suivantes nous donnent un exemple de cette résistance aux préparations de digitale employées exclusivement.

Obs. IV. Schmidt, matelot, vingt-deux ans, tempérament sec et nerveux, complexion solide : coït infectant datant de six jours; œdème inflammatoire de la verge; écoulement crémeux, verdâtre, abondant; douleurs, etc., etc : tous les symptômes d'une uréthrite intense depuis la veille. Pouls à 72.

6 octobre 1863. 20 gouttes d'alcoolé de digitale. Pouls à 72.

7 octobre. 25 gouttes d'alcoolé de digitale. Pouls à 74 le matin, à 98 le soir. Continuation de la marche ascendante de l'inflammation uréthrale.

8 octobre. 30 gouttes d'alcoolé de digitale. Pouls à 94 le matin, 100 le soir. Les accidents uréthraux ne diminuent pas; augmentation de la quantité des urines. Soif, érections déterminant des hémorrhagies uréthrales peu abondantes.

9 octobre. 30 gouttes d'alcoolé de digitale; même état. Le pouls retombe à 74.

10 octobre. 30 gouttes d'alcoolé de digitale. Augmentation considérable des urines; les symptômes uréthraux ne s'amendent pas. Le pouls est si irrégulier, que, en quinze secondes, on compte tantôt dix, tantôt trente pulsations.

11, 12 octobre. Diminution légère des accidents uréthraux; 30 gouttes d'alcoolé de digitale bis. Pouls à 70.

13, 14, 15. Même traitement ; amendement lent de la phlegmasie ; le pouls tombe successivement à 65 et 60.

16, 17, 18. Amélioration réelle, mais très-lente ; même traitement. Les érections sont aussi fréquentes et aussi douloureuses que le premier jour ; pouls à 56, irrégulier.

19, 20, 21. Continuation du mieux. Pouls à 54, irrégulier ; pas d'autres phénomènes généraux de la digitale. L'écoulement tend à diminuer de consistance ; érections moins fréquentes et moins douloureuses.

22, 23, 24. 30 gouttes d'alcoolé de digitale bis.

25, 26, 27. Mieux sensible ; diminution graduelle des doses de digitale. Pouls à 50.

5 novembre. L'écoulement est tari ; suppression du traitement.

Le 8 novembre. Schmidt reprend son service, complétement guéri.

Obs. V. Ramée, matelot, vingt-quatre ans, né en Normandie ; complexion vigoureuse, formes athlétiques, attributs d'un tempérament bilieux bien compensé ; pas d'écoulement antérieur. Coït infectant datant de quatre jours ; symptômes d'uréthrite intense.

7 juin 1862. 15 gouttes d'alcoolé de digitale bis. Continuation de la marche ascendante des accidents jusqu'au 15 juin, malgré l'abaissement du pouls de 80 à 55. Du 20 au 26 juin, état stationnaire du mal. Le 27 juin, période décroissante, et guérison complète le 12 juillet. Cessation de la digitale le 1ᵉʳ juillet.

Il a fallu, dans ces deux cas, que j'eusse bien envie de n'employer que la digitale seule sans aucun autre adjuvant, pour ne pas recourir aux moyens qui étaient si péremptoirement indiqués. Sans doute je suis arrivé à maîtriser l'inflammation uréthrale, à tarir même la sécrétion morbide, et, par conséquent, à guérir, mais que de temps et de souffrances ! Beaucoup d'autres moyens eussent à coup sûr donné de plus rapides résultats. Et ne pourrait-on pas dire que la maladie s'est usée d'elle-même, sans que la digitale ait été utile ?

Dans des cas analogues, il y aurait eu tout bénéfice à employer concurremment les sangsues, les saignées générales même, les opiacés, émollients, laxatifs, bains, etc., etc., ou bien, au contraire, les injections au nitrate d'argent, qui, loin d'exaspérer les douleurs, sont un des plus puissants calmants que nous possédions. Alors, ces moyens auraient atteint plus directement l'inflammation, et l'indication de juguler les accidents inflammatoires topiquement, quand on ne peut y arriver par les moyens généraux, est importante, on le sait, dans l'uréthrite, car non-seulement on abrége ainsi les douleurs du patient, mais encore on peut avancer que les chances de guérison complète d'un écoulement uréthral sont, toutes choses égales d'ailleurs, en raison directe de la rapidité de décroissance des premiers accidents inflammatoires.

Si, dans les deux observations que je viens de citer, la guérison complète peut, par un esprit un peu complaisant, être rapportée à l'action de la digitale, il ne faut pas croire qu'un tel résultat soit la règle ; non, bien au contraire : si on employait aveuglément et toujours, dans de pareilles conditions, ce mode de traitement, on exposerait bien souvent le malade à la persistance d'un écoulement chronique, plus ou moins abondant, qui n'est en définitive qu'une demi-guérison, d'autant plus fâcheuse qu'elle donne pour le présent une très-grande susceptibilité au canal de l'urèthre, tandis qu'elle prépare pour l'avenir le conduit excréteur de l'urine à tous les dangers du rétrécissement.

Obs. VI. Labadie, Bordelais ; belle constitution, vivacité extrême ; tempérament nerveux type. Uréthrite intense datant de trente heures.

Les préparations de digitale, qui semblent faire bien pendant les trois premiers jours, sont manifestement insuffisantes. J'élève les doses jusqu'à 60 gouttes par jour ; phénomènes d'intolérance.

Bref, après dix-huit jours, le malade s'impatiente et je l'envoie à l'hôpital. A terre, la douleur a disparu totalement ; l'écoulement est moins épais et moins abondant, mais néanmoins tache encore fortement le linge.

Labadie ne revient de l'hôpital qu'après quarante-cinq jours de traitement, ayant encore tous les matins une goutte transparente, mais assez grosse.

3° Enfin, dans quelques cas, la digitale est complétement incapable de faire diminuer les symptômes de l'uréthrite aiguë. Quelles que soient les doses que l'on emploie, le médicament agit sur la circulation, sur la digestion ; les phénomènes d'intolérance apparaissent, et cependant l'uréthrite n'est influencée en rien. C'est sur les sujets âgés, lymphatiques, à fibre molle, peu vigoureux, diathésiques, ceux qui ont eu de fréquentes uréthrites antérieures, qui portent déjà un écoulement uréthral chronique, qui se présentent trois ou six jours après l'invasion de la phlegmasie actuelle, etc., que l'on constate cet insuccès complet. Les observations suivantes portent sur ces divers cas.

Obs. VII. Léonardi, matelot, vingt-deux ans ; tempérament lymphatique, peu vigoureux, traces de scrofules au cou, n'ayant jamais eu d'uréthrite, se présente, le 20 août, avec un écoulement douloureux. Le coït remonte à six jours. Depuis la veille, le canal uréthral est le siége d'ardeurs pénibles. L'émission des urines s'accompagne de douleur intense ; érections très-douloureuses. 10 gouttes d'alcoolé de digitale. Le pouls, qui est à 75, ne varie pas.

21, 22 août : 12 gouttes. Aucune amélioration ; au contraire, l'affection est plus intense.

23, 24 : 15 gouttes, mêmes résultats ; le pouls baisse à 70.

25, 26, 27, 28 : 15 gouttes le matin, 10 gouttes le soir. Le pouls tombe successivement à 68, 65, 60. Aucun bon effet.

29, 30, 31. Même prescription ; l'acuïté des symptômes de l'uréthrite tombe un peu, mais si lentement, qu'on peut la rattacher plus raisonnablement au repos qu'au médicament lui-même. L'écoulement n'est pas influencé, il est toujours épais, crémeux, abondant.

1er, 2, 3, 4, 5 septembre. Mêmes prescriptions, même état ; des symptômes d'intolérance gastrique se manifestent, ils continuent les 6, 7, 8 ; cessation de la digitale. L'écoulement est comme au premier jour ; le canal de l'urèthre est moins phlogosé ; mais les érections sont toujours pénibles.

Je recours aux injections astringentes, au cubèbe. La guérison arrive assez rapidement, mais un suintement uréthral persiste ensuite, malgré tous les moyens employés pour le tarir.

Obs. VIII. C***, second maître, âgé de trente-cinq ans. Constitution usée et délabrée par les excès alcooliques. Uréthrites antérieures bien guéries. Uréthrite aiguë. Administration de la digitale, qui donne de bons effets pour les accidents du *delirium tremens*, mais qui ne produit absolument aucun effet pour l'uréthrite.

Obs. IX. B***, matelot, vingt ans, lymphatique ; écoulement antérieur bien guéri. Actuellement il a un écoulement indolore assez abondant survenu quatre jours après un coït suspect ; durant depuis quatre jours. La digitale fournie pendant vingt jours jusqu'à l'intolérance ne donne aucun bon effet.

Ce que je viens de noter touchant les effets de la digitale dans ces neuf observations détaillées, et ce que j'ai constaté dans les vingt-sept autres, qu'il est inutile de rapporter pour ne pas donner une extension trop grande à mon étude, nous explique pourquoi certains médecins ont vu guérir parfaitement des malades, tandis que d'autres échouaient, et, pour ma part, avant d'avoir complété la série des trente-six observations qui sert de base à mon étude, j'étais fort embarrassé pour formuler une opinion sur la question, ayant constaté des guérisons et des insuccès si inattendus, que j'aurais été tenté presque de les attribuer à une action *capricieuse* de la digitale.

Mais à mesure que j'ai noté avec plus de soin les conditions dans lesquelles se trouvaient mes malades, je suis arrivé à tirer de mes observations cette croyance : 1° que les sujets sanguins, vigoureux, jeunes, modérément irritables, atteints pour la première fois et depuis moins de quarante-huit heures, étaient généralement bien et vite guéris par la digitale ; 2° que les hommes de tempérament bilieux ou nerveux, vifs, irritables, à circulation plus accélérée que

forte, ceux qui étaient atteints depuis quelques jours déjà, s'en trouvaient beaucoup moins bien, quoiqu'ils pussent encore quelquefois
en tirer de bons effets; 3° enfin que les sujets usés, lymphatiques,
diathésiques, âgés, ayant eu de précédents écoulements, ne ressen-
taient le plus souvent aucune action réellement utile.

Je suis donc porté à penser que la digitale agit dans l'uréthrite
plus en vertu de son action antiphlogistique, c'est-à-dire hyposthénisante, que d'une manière spécifique. Ce serait, par conséquent, un
antiblennorrhagique indirect, dont l'action sur la maladie locale ne
serait que le contre-coup de son influence sur l'organisme entier.

On pourrait se demander si l'action topique exercée sur la muqueuse uréthrale par la digitale lorsqu'elle est entraînée au dehors
avec les urines n'est pas pour quelque chose dans la guérison. Nous
savons, en effet, que le médicament a une action topique irritative
incontestable sur le derme dénudé et les muqueuses. Il pourrait
donc être alors en même temps et un hyposthénisant général et un
substitutif local agissant *a tergo*, comme le copahu, le cubèbe, etc.
Mais d'abord, cette action irritative topique ne pourrait expliquer la guérison. En effet, quand nous songeons : 1° que, d'après
Homolle et Quévenne (p. 342), 18 gouttes de teinture de digitale
représentent seulement 53 centigrammes de médicament, c'est-à-
dire 5 milligrammes de digitaline ; 2° que la digitale est assez diurétique pour faire facilement monter de un à plusieurs litres la
sécrétion rénale ; 3° que les urines n'éliminent guère en général
que la moitié au plus des quantités médicamenteuses ingérées,
nous voyons que l'urine ne contiendrait que 1 à 2 milligrammes
de digitaline au plus par litre chez les blennorrhagiques traités par
la digitale, et ces proportions constitueraient une injection si faible
qu'aucune action topique appréciable ne serait produite.

Mais rien n'est moins prouvé encore que l'élimination de la digitaline par les urines. Homolle et Quévenne nient même ce phénomène. « Dans le cours de nos expériences, disent-ils (p. 209), nous
avons plusieurs fois recherché la digitaline dans les urines, no-
tamment chez les chiens. Lorsqu'ils prenaient 10 milligrammes
par jour, nous n'en avons pas trouvé la moindre trace. Il en a été
de même chez l'homme, après en avoir pris 12 milligrammes en
deux jours. » Et quoique Homolle et Quévenne n'aient employé
que le moyen très-imparfait de la gustation comme réactif, les résultats négatifs qu'ils ont constatés nous autorisent à rejeter l'idée
de cette action topique de sortie de la digitale.

Depuis le dix-septième siècle déjà, on a constaté l'action purgative évidente des préparations de digitale, mais on ne saurait prétendre que c'est en vertu de cette action de purgation qu'elles se rendent utiles dans la blennorrhagie, car non-seulement dans mes trente-six observations je n'ai jamais donné le médicament qu'à de très-faibles doses, mais encore pas une seule fois je n'ai constaté que la guérison fût le résultat de l'augmentation du nombre des selles ou de leur diminution de consistance chez mes malades. Au contraire, les rares cas où l'intolérance intestinale s'est manifestée ont été généralement ceux qui n'ont pas été guéris par le médicament.

De sorte donc que c'est bien en vertu de son action antiphlogistique que la digitale agit, dans la phlegmasie uréthrale, au même titre que l'émétique, les émissions sanguines, la vératrine, la quinine, le bromure de potassium, etc. Je ne sache pas que la vératrine, la quinine pures aient été l'objet de recherches dans cette direction spéciale; mais il n'en est pas de même de l'émétique, des émissions sanguines, du colchique et du bromure de potassium. Disons un mot des principales notions de la science sur ce point.

L'émétique a été employé contre les blennorrhagies dans le siècle dernier, et, entre autres preuves, j'invoquerai le passage suivant de Giacomini (*Traité philosophique et expérimental de thérapeutique*, traduit par Mojon et Roguetta, 1839, p. 271) : « L'angine tonsillaire, l'uréthrite, la dysurie, le tétanos, la chorée, ont été aussi guéris au moyen du tartre stibié, » et le thérapeutiste italien renvoie, pour les détails, à Bayle (*Biblioth. de thérap.*, t. I, p. 288), ouvrage que je n'ai pu encore consulter.

M. Diday, de Lyon (*Gaz. méd. de Lyon*, février 1858), a montré que les antiphlogistiques peuvent très-bien avoir raison de certaines blennorrhagies, et remarquons que c'est dans le cas d'uréthrite suraiguë et au début que les émissions sanguines et le tartre stibié à dose hyposthénisante ont donné d'excellents résultats. Voici le résumé du traitement de l'habile syphiliographe de Lyon :

1er jour, 12 sangsues au périnée.

2e, 3e et 4e jours, emplâtre fortement stibié, aux reins. Usage quotidien et doses fractionnées d'une potion avec 30 centigrammes d'émétique.

5e jour, huit cuillerées à bouche de potion de Chopart, en quatre doses.

6e jour. L'écoulement est tari ou à peu près. Injection au nitrate d'argent.

Je ne discuterai pas sur l'énergie de cette méthode, peut-être

bien active contre une affection aussi peu dangereuse que la blennorrhagie, je dirai seulement que c'est dans les cas analogues que
la digitale peut avoir d'aussi bons effets que l'émétique, car aussi
bien que lui elle agit sur la circulation, dont l'activité est intimement liée à la phlegmasie.

Le docteur Barbier (de Melles) avait déjà publié, en septembre
1842, dans le *Journal des Connaissances médicales*, une observation d'orchite suraiguë traitée par l'émétique à dose contro-stimu-
lante qui peut être aussi invoquée dans le même sens.

Mais c'est surtout le docteur Wittebrand (de Wilsingfors) qui a
fourni quelques faits qui me semblent très-concluants dans le cas
présent (*Gaz. méd.*, avril 1844) :

Il constata, dit-il, l'action efficace du tartre stibié dans un cas
de blennorrhagie compliquée d'un rhumastisme aigu (*c'était peut-
être une arthrite blennorrhagique*), dans lequel le remède eut très-
rapidement raison des deux affections, et il fit alors plusieurs essais qui furent favorables pour la plupart ; ainsi, dans trois cas,
l'émétique amena la guérison en six jours. Plusieurs fois il fit dis-
paraître l'uréthrite en quinze à vingt jours. Mais il avoue que
dans quelques circonstances l'affection s'est montrée rebelle au tartre
stibié.

Le docteur Eisenmann (de Würtzbourg) a fait connaître en
1859 (*Bull. de Thér.*, t. LVI, p. 412) des faits de guérison de la
blennorrhagie par les préparations de colchique. Voici les détails
de son travail : En 1839, il soignait par le vin de colchique un
sous-officier atteint de conjonctivite rhumatismale affectant les deux
yeux et assez intense (*n'était-ce pas une ophthalmie blennorrhagique?*), et il s'aperçut qu'un écoulement uréthral, dont il ignorait
tout d'abord l'existence, avait été guéri très-remarquablement par
le remède donné dans le but de guérir les yeux. Frappé de ce résultat, il voulut rechercher si la guérison de l'uréthrite avait été
une pure coïncidence ou réellement l'effet de la médication, et ac-
quit la conviction que le colchique peut très-bien tarir les écoulements uréthraux.

Voyons les doses de colchique que le docteur Eisenmann employait : « Je prescrivais toujours 12 grammes de vin de colchique
et 2 grammes de teinture d'opium ; plus tard j'ai remplacé le vin
par une quantité égale de teinture de semence de colchique et j'en
faisais prendre trois fois par jour 18 à 20 gouttes ; de plus, une
boisson mucilagineuse, un décocté de chènevis, par exemple, du
lait comme aliment principal (ce qui ne fut pas toujours rigoureu-

sement exécuté), et un repos aussi absolu que possible. » (*Loc. cit.,* p. 413.)

Quelles sont les blennorrhagies que le colchique a guéries entre les mains du docteur Eisenmann ? «Tous les cas de blennorrhagie ainsi traités guérirent sans exception dans l'espace de quelques jours, *surtout lorsque le traitement put être appliqué dès le début de l'affection.* » Et plus loin il ajoute, en parlant des essais corroboratifs du docteur Collin, de Dresde : « Si M. Collin a mis à peu près le double de temps qu'il m'a fallu pour guérir la blennorrhagie, la cause pourrait bien être à la qualité du médicament qu'il employait; il est cependant plus probable que beaucoup de ses malades ont négligé de le consulter dès le début de l'affection, car l'action du vin de colchique opérant, diminue avec la durée de la maladie; elle n'est pas très-énergique dans les écoulements chroniques et elle est nulle dans ce qu'on appelle la goutte miliaire. J'insiste d'autant plus sur cette circonstance, qu'elle pourra peut-être nous guider dans nos recherches sur le mode d'action du médicament, et parce que je crains que l'emploi inopportun de ce moyen ne fasse mettre en doute son efficacité. »

Il ressort clairement de cette citation que c'est dans certains cas bien déterminés que le colchique a été utile, et nous verrons bientôt pourquoi, comme la digitale, il est surtout utile dans les uréthrites commençantes.

Le docteur Ficinus (de Dresde), a essayé aussi la médication au colchique dans l'uréthrite, et il rapporte dans le *Casper's Wochenschrift,* de 1849, des observations qui corroborent cette idée, que le colchique a eu une très-heureuse action dans les écoulements inflammatoires de l'urèthre chez l'homme, du vagin et de l'utérus chez la femme.

Le bromure de potassium, dont l'histoire thérapeutique est loin encore d'être faite, et qui, comme on le sait, fut employé d'abord en vertu d'une action antisyphilitique qu'on lui supposait, a été administré quelquefois avec succès dans l'uréthrite.

Ainsi M. Thielmann conseillait contre la blennorrhagie accompagnée d'érections trop fréquentes et douloureuses, 1 à 2 grammes de bromure de potassium mêlés à 6 grammes de sucre, à prendre en douze fois à deux heures d'intervalle. MM. Michiels, Pfeifer ont publié des succès analogues (*Schmidt's Jahr* et *Annales de Roulers,* n° 22, 1860). M. Lafon-Gouzi a obtenu de bons résultats dans des douleurs uréthrales très-vives (compte rendu de la Société de médecine de Toulouse, 1861), et, depuis, nombre de travaux et d'observations sont venus corroborer l'opinion de ces divers praticiens.

Or, les remarquables travaux de M. Gubler et de mon regretté maître Debout (*Bull. de Thér.*, t. LXVII, plusieurs articles), nous ont fixé sur l'action physiologique du bromure de potassium. «Consécutivement à l'absorption, il se manifeste des phénomènes de sédation du côté de la circulation et de la sensibilité.... le bromure tempère l'éréthisme nerveux de la fièvre en même temps que le pouls... Quant à l'action antiphlogistique, le bromure la doit à sa double influence sur la circulation centrale et sur les capillaires sanguins ou le système nerveux qui les régit ; il diminue par là les sécrétions des muqueuses... Enfin, je pense, avec MM. Trousseau et Pidoux, que les propriétés anesthésiques du bromure de potassium ont une large part dans les résultats favorables obtenus à l'occasion de diverses inflammations à processus inflammatoire. » (Gubler, *loco citato*.)

Les passages que je viens de rapporter tendent à prouver que le bromure de potassium agit exactement dans le sens de la digitale pour ce qui est de l'action sur les érections douloureuses de la blennorrhagie, de sorte que les effets des deux médicaments, étant analogues, doivent rentrer dans la même catégorie thérapeutique.

Notre travail ne serait pas complet, si nous ne cherchions pas à nous rendre compte du mécanisme par lequel la digitale a pu se rendre utile dans la blennorrhagie. Entreprenons donc cette étude en quelques mots, en reconnaissant par avance que la question est encore à l'étude et toujours très-obscure jusqu'ici.

Tant qu'on s'est borné à dire que la digitale est un hyposthénisant, un sédatif circulatoire, sans entrer plus intimement dans l'étude de son action physiologique, c'est-à-dire sans spécifier le mode précis de cette action, il eût été bien difficile de comprendre pourquoi elle réussissait dans certains cas d'uréthrite, et c'est en vain qu'on eût cherché une explication satisfaisante de son efficacité.

Mais bientôt la question est entrée dans une autre phase, sans que cependant elle soit encore près d'être résolue. Les longues discussions entreprises pour savoir si la digitale agit sur la circulation en ayant seulement un effet direct sur la fibre musculaire du cœur (Stannius, Bouillaud, Briquet, Beau, Homolle et Quévenne), ou sur le système nerveux cardiaque composé de deux nerfs antagonistes seulement ou de trois sources nerveuses (Rasori, Saunders, Sandras, Rodanowski et Jacubowski, Laederick, Dyblowsky, Pelikan), qui ont abouti à une très-heureuse appréciation de l'importance relative de chaque élément de la question, n'ont peut-être pas encore, cette fois, terminé sans appel le débat en donnant à la digitale une action directe sur la fibre musculaire cardiaque (Vulpian, Sée); et, en effet, si on admettait cette dernière opinion, on ne comprendrait absolument pas comment la digitale peut influencer certaines uréthrites, si ce n'est d'une manière tout à fait indirecte, si indirecte même qu'on n'en peut saisir la liaison.

Mais voilà que les études récentes sur l'action des nerfs vaso-moteurs dans les phénomènes physiologiques interviennent dans la discussion et peut-être vont remettre en question bien des points qui semblaient parfaitement établis jusqu'ici; l'action de la digitale sur ce département de notre organisme est peut-être capable de jeter un jour favorable sur la compréhension des effets du médicament sur les écoulements uréthraux de nature phlegmasique.

Dans un travail tout récent, M. Legroux (*Essai sur la digitale*, Paris, 1867) rapporte une expérience qu'il a faite et qui pourra servir à expliquer bien des phénomènes thérapeutiques du médicament. « On sait, dit-il, depuis les observations de Schiff et de M. Vulpian, que l'artère centrale de l'oreille du lapin est animée d'un mouvement rhythmique indépendant du cœur et constituant une sorte de cœur artériel accessoire ; les ramifications de cette artère sont elles-mêmes douées d'une contractilité très-vive. Eh bien, après avoir nettement constaté les mouvements de ce vaisseau chez un lapin, je lui injectai, sous la peau du dos, un centigramme de digitaline dissous dans un gramme d'eau. Examinant alors l'oreille, je vis très-bien, un quart d'heure après environ, l'artère contractée d'une manière permanente ; en même temps je constatai que les oreilles, qui toute la journée et avant l'injection avaient une température élevée, étaient devenues peu de temps après très-froides, et que le lendemain encore elles étaient à une très-basse température.

Or, les belles recherches de Vierhordt, de Ludwig de Poiseuille et surtout celles de M. Marey, en nous apprenant l'influence considérable de la contraction des capillaires sur les phénomènes physiologiques et pathologiques de l'économie, nous ont montré déjà que la dilatation des tubes vasculaires est le phénomène inséparable de l'hyperhémie, de l'inflammation, de l'hypersécrétion, de la chaleur, de la rougeur, etc., etc., tandis que leur contraction préside aux phénomènes contraires. Par conséquent, la digitale, dont l'action de contraction sur les capillaires est manifeste, d'après cette expérience, agirait dans l'uréthrite en diminuant l'abondance de la circulation dans le réseau muqueux, et de cette sorte d'anémie relative résulterait la diminution de la phlegmasie avec toutes ses conséquences.

La digitale aurait donc sur notre économie une double influence, 1° une action directe sur la fibre musculaire cardiaque proprement dite ; 2° une action sur le système nerveux vaso-moteur de l'appareil circulatoire, opinion éclectique qui met d'accord les si nombreux observateurs qui sont entrés dans le débat ; et si, à hautes doses, dans certaines affections, l'action curative du médicament doit être rattachée à son influence sur le cœur, dans l'uréthrite qui nous occupe, elle ne dépend que de l'effet sur les nerfs vaso-moteurs des vaisseaux.

Mais précisément parce que la digitale n'agit ici qu'en vertu de son action vaso-motrice, c'est en vain qu'on l'emploierait soit dans les cas de phlegmasies pour ainsi dire subaiguës ou chroniques, soit dans les cas de phlegmasies durant depuis un certain temps. En effet, dans ces cas, il y a eu déjà dans la muqueuse uréthrale des altérations matérielles qui ne sont plus aussi directement justiciables de l'action exercée sur les capillaires sanguins, et ce n'est plus par l'intermédiaire de la circulation, mais bien topiquement alors, qu'on peut avoir une influence puissante sur la phlegmasie.

L'émétique à haute dose, d'après la méthode de M. Diday, le colchique employé par MM. Eisenmann, Ficinus, Collin, Morpin, le bromure de potassium agissent, il me semble, exactement de la même manière ; aussi je suis très-disposé à rapprocher dans un même groupe les faits résultant de l'emploi de la médication digitalique et hyposthénisante, émétique, vératrique, du bromure de potassium, etc., etc.

L'étude du mode d'action de la digitale dans l'organisme me porte donc à penser que, dans l'uréthrite, c'est alors que la phlegmasie est à son commencement, c'est quand l'affection n'est encore caractérisée pour ainsi dire que par un trouble dans la circulation capillaire de la muqueuse, et avant que les exsudations leucocythiques se soient faites, qu'on peut en tirer de bons résultats. Dans ce cas, en effet, en diminuant l'hyperhémie, la membrane se trouve remise à l'état normal, et les conditions matérielles de la santé existent aussitôt.

Mais si la dilatation capillaire, la stase sanguine datent de quelque temps déjà, que des altérations matérielles aient eu le temps de se produire, l'agent dont l'action est limitée aux parois des vaisseaux n'agit plus sur tous les éléments de la maladie. S'il n'est pas totalement impuissant, il est au moins insuffisant et ne saurait ramener la santé à lui seul.

Or, si la théorie nous a poussé à des inductions pathologiques précisées de cette manière, la clinique, de son côté, ne nous donne-t-elle pas des résultats qui viennent remarquablement plaider dans le même sens ? En effet, n'est-ce pas chez les pléthoriques, au début de l'uréthrite, chez les sujets dont l'irritabilité est modérée, que la digitale agit le mieux, et, au contraire, après une certaine durée de l'inflammation uréthrale chez les sujets qui fournissent facilement et vite des produits morbides des sécrétions, le médicament a été moins efficace, impuissant même.

De nombreux observateurs ont constaté que cette action de contraction, limitée d'abord aux capillaires, réagit bientôt, de proche en proche, sur tout le système, en augmentant la tension, et consécutivement régularise les battements du cœur.

Ce phénomène ne nous intéresserait pas ici, si nous n'avions à rechercher pourquoi, dans certains cas (l'obs. n° 1, par exemple), la diminution de la phlegmasie s'est manifestée avant même que le cœur eût paru influencé par la digitale.

Dans les cas analogues à celui de Bayol, on trouve une explication satisfaisante en admettant que la digitale a agi d'abord sur les capillaires, et que ce n'est que consécutivement à cette action que les gros vaisseaux et le cœur ont été influencés, la dose ayant été trop faible pour agir directement sur la fibre cardiaque d'une manière appréciable; et voici que la clinique, qui s'appuyait tantôt sur l'induction physiologique, vient de lui donner à son tour un appui sérieux.

Notons aussi que les phénomènes constatés par MM. Brughmans, Corvisart, Laroche, Bouchardat, etc., etc., se trouvent parfaitement expliqués ainsi, et que loin de rester, comme ils l'ont été pendant une dizaine d'années, des faits isolés et qu'on ne pouvait rattacher rationnellement à aucune théorie acceptable, ils viennent, au contraire, désormais prêter leur appoint à une manière de voir les choses toute simple et très-satisfaisante.

Bien avant que l'on eût songé à faire intervenir l'action de la digitale sur les nerfs vaso-moteurs pour expliquer son action hyposthénisante, le professeur Hirtz, de Strasbourg (*Bull. de Thérap.*, t. LXII, p. 145), avait formulé des conclusions que nous pouvons aussi invoquer aujourd'hui comme un autre contrôle clinique de la théorie proposée touchant le mode d'action du médicament.

« Il nous paraît, dit M. Hirtz, que la digitale agit dans les pyrexies inflammatoires en s'attaquant à l'élément fièvre, c'est-à-dire en abattant la circulation et la température. » Or, la phlegmasie uréthrale, quoique limitée à une trop petite étendue pour déterminer un mouvement fébrile général dans la plupart des cas, n'est-elle pas caractérisée par une hyperhémie (excès de circulation et de température)?

M. Millet, de Tours (*Bull. de Thér.*, 1859), était arrivé de son côté à des conclusions semblables, et, d'ailleurs, les travaux faits dans ce sens depuis une trentaine d'années sont si nombreux, qu'il serait trop long de les citer même sommairement. Qu'il suffise de dire que tous les auteurs, et le plus récent est M. Oulmont (*Bull. de l'Acad. de méd.*, 16 avril 1867), ont noté que sous l'influence du médicament les phénomènes inflammatoires cédaient très-remarquablement dans certains organes, et si on n'a noté cette disparition de l'hyperhémie que dans le poumon, le cerveau, etc., c'est probablement parce qu'on n'a songé à la rechercher que dans ces organes. Je crois qu'une fois l'attention appelée sur la cessation de l'hyperhémie sur la muqueuse uréthrale sous l'influence de la digitale, les faits corroboratifs de mon opinion ne tarderont pas à se produire.

Je me suis naturellement occupé de la fréquence des érections chez les trente-six blennorrhagiques qui ont servi à mes expériences, et j'ai constaté que, sans présenter le plus souvent des phénomènes aussi accusés que ceux que signale le docteur Brughmans, il y a eu cependant dans l'extrême majorité des cas une diminution sensible dans le nombre des érections. Dans l'observation n° 1, on voit, par exemple, toute excitation génitale cesser dès le premier jour du traitement, pour ne reparaître que le huitième jour. Le plus souvent, la diminution des érections ne s'est manifestée que le deuxième ou troisième jour, et, dans quelques rares circonstances (l'observation n° 4 en est un exemple), ces excitations génésiques n'ont subi aucun amoindrissement pendant toute la durée du traitement.

Je ne sais comment expliquer ces derniers faits que j'ai constatés trois fois. Est-ce dans l'excessive irritabilité des sujets? Je ne me retrancherai pas derrière ce mot creux de l'idiosyncrasie, croyant qu'il vaut bien mieux avouer clairement son ignorance que de la couvrir d'un terme qui ne dit rien, malgré ses prétentions.

Quoi qu'il en soit, voici comment se sont partagés mes malades :

1° N'ayant eu aucune érection pendant le traitement.................... 4

2° N'ayant eu une diminution que le lendemain du premier jour de traitement.. 2

3° N'ayant eu une diminution que le deuxième jour.................. 5

4° Que le troisième jour.. 12

5° Que le quatrième jour.. 4

6° Que le cinquième jour.. 2

7° Que le sixième jour.. 3

8° Que le huitième jour.. 1

9° N'ayant pas eu de diminution sensible pendant tout le traitement... 5

Total..... 36

A l'exception de Schmidt, tous mes malades m'ont dit qu'ils reconnaissaient une lenteur très-appréciable dans la production de l'érection, la turgescence génésique de la verge durait peu à leur dire, et même les deux sujets qui ont continué à avoir des érections pendant tout le traitement ont reconnu qu'elles étaient infiniment moins vigoureuses.

Dans tous les cas, dès le quatrième ou sixième jour après la cessation du médicament, les fonctions génitales avaient repris leur intégrité, au dire des malades ; mais tenons compte de la difficulté d'avoir des renseignements exacts. Des hommes jeunes, vivant en commun, comme les matelots sur lesquels j'ai opéré, attachent le plus souvent une question d'amour-propre là où il n'y a qu'un phénomène organique, et il ne serait pas prudent de les croire sur parole ; par conséquent, en dehors de la diminution des érections pendant le traitement et des trois exceptions que j'ai signalées, je ne pourrais prendre la responsabilité d'aucune assertion touchant l'époque du retour des érections normales, quoique la force et la jeunesse de mes sujets soient une condition pour que les érections soient revenues très-vite et très-complétement.

Conclusions. — En finissant mon étude, il me faut résumer en quelques mots ce que les observations que j'ai recueillies me font penser de l'action de la digitale sur l'uréthrite.

1° Les préparations de digitale peuvent à elles seules éteindre la phlegmasie uréthrale dans certains cas que j'ai déterminés (sujets pléthoriques peu irritables, blennorrhagie franchement inflammatoire, premières atteintes datant de très-peu de temps, etc., etc.). Elles ont une action moins assurée dans quelques autres (sujets neurveux, irritables ; blennorrhagie entraînant plus d'irritation que de phlogose sanguine, durant depuis un peu plus de temps) ; et ne réussissent généralement pas dans plusieurs (sujets lymphatiques moins diathésiques, écoulements antérieurs, etc., etc.), de sorte que, le plus souvent, elles ont moins d'efficacité que beaucoup d'autres agents antiblennorrhagiques.

2° Dans les cas où elles seraient insuffisantes si on les employait seules, elles peuvent, par leur action sur la circulation capillaire, être utiles à titre d'adjuvant pour diminuer les érections, si douloureuses dans l'uréthrite aiguë, et, à ce titre, peuvent servir concurremment à tous les autres médicaments.

3° Les préparations de digitale n'ont aucune action *spécifique*; c'est seulement en faisant contracter les capillaires uréthraux et en empêchant ainsi l'hyperhémie sanguine qu'elles rendent de bons services. Elles n'ont pas d'action plus particulièrement élective sur l'urèthre que sur les bronches, le poumon, l'encéphale, etc., etc. Elles n'agissent ni en vertu de leur action diurétique, ni comme révulsifs, sur un autre appareil. Le tube digestif, par exemple, n'agissant que sur la propriété vaso-motrice des capillaires et non sur les exsudations déjà faites, elles ne peuvent avoir d'action utile dans les cas d'uréthrite un peu ancienne, subaiguë, entretenue par un rétrécissement, etc., etc.

4° Ayant vu survenir une arthrite blennorrhagique et une orchite chez des sujets traités de la blennorrhagie par la digitale, je constate que le traitement ne prévient pas d'une manière absolue ces accidents, sans pouvoir déterminer s'il y prédispose, ou non, plus que les autres.

5° La digitale m'a paru, comme au docteur Brughmans, avoir une action réelle sur les érections, qui sont sensiblement diminuées de nombre, quand toutefois l'intensité de la phlegmasie n'est pas plus grande que la dose du médicament. Il me semble qu'elle agit mieux que le camphre et l'opium lui-même; mais, pour obtenir des résultats assurés, je crois qu'il faut ne pas hésiter à administrer des quantités aussi grandes que le tube digestif peut en recevoir sans se révolter.

En résumé donc, l'utilité de la digitale reste, on le voit, assez bornée dans l'uréthrite, et si dans quelques cas particuliers elle peut constituer à elle seule tout le traitement, elle ne peut être considérée en général que comme un bon adjuvant capable de diminuer la phlogòse locale, en même temps qu'elle a une action réelle sur le nombre et l'intensité des érections, quand on calcule ses doses à l'intensité de la phlegmasie et à la sensibilité du sujet pour la douleur.

TRAVAUX PUBLIÉS PAR L'AUTEUR.

I. — Observation de plaie contuse au pied droit guérie par la ventilation. *Montpellier médical* de décembre 1859.

II. — Des mesures à employer à bord des bâtiments contre l'encombrement, cause essentielle du typhus. Thèse pour le doctorat en médecine. Montpellier, 6 février 1860.

III. — Coloration accidentelle de la peau par un sel de plomb. Gazette des Hôpitaux, 9 février 1864.

IV. — Note sur un nouveau pain de gluten à l'usage des diabétiques. Bulletin général de Thérapeutique, 29 février 1864, t. LXVI, p. 170.

V. — Recherches sur la cause des accidents qui suivent les fractures en V des membres. Mémoire lu à l'Académie de médecine le 15 mars 1864.

VI. — Considérations sur un cas de diabète sucré développé spontanément chez un singe. Société de biologie, 7 mai 1864. Bulletin de l'Institut (Académie des sciences), 9 mai 1864.

VII. — Des fractures en V au point de vue de leur gravité et de leur traitement. Thèse du doctorat en chirurgie. Paris, 31 mai 1864.

VIII. — Note sur les inhalations d'oxygène dans le traitement du diabète sucré. Bulletin de Thérapeutique, t. LXVII, p. 217.

IX. — De la valeur comparative du chlorure de chaux, du sulfate de fer, de l'acide phénique et du permanganate de potasse pour la désinfection des eaux de la cale des navires. Archives de médecine navale, t. II.

X. — De l'immobilisation directe des fragments osseux dans les fractures compliquées et non réunies. Mémoire lu à l'Académie de médecine le 8 novembre 1864.

XI. — Cas de scorbut chez le gorille. Bulletin de la Société de biologie, 17 décembre 1864. Bulletins de l'Institut (Académie des sciences), 9 janvier 1865.

XII. — Du massage dans l'entorse à bord des navires de l'Etat. Archives de médecine navale, t. III.

XIII. — Cas de pneumonie suivie de variole anomale traité avec succès par la médication alcoolique. Bulletin général de Thérapeutique, t. LXVIII, p. 414.

XIV. — De l'emploi de la teinture d'iode dans le traitement du diabète sucré. Bulletin de Thérapeutique, t. LXVIII, p. 295.

XV. — De l'immobilisation directe dans les fractures du maxillaire inférieur. Bulletin général de Thérapeutique, t. LXIX, p. 348.

XVI. — Des pansements à l'alcool à bord des navires de l'Etat. Archives de médecine navale, t. IV.

XVII. — Description d'un nouveau procédé de staphyloraphie. Bulletin de Thérapeutique, t. LXIX, p. 269.

XVIII. — Du pansement des plaies et des ulcères par la ventilation. Bulletin général de Thérapeutique, t. LXX, p. 59.

Devant paraître prochainement :

En préparation pour paraître en 1868 :

Paris. — Typographie HENNUYER ET FILS, rue du Boulevard, 7.

www.ingramcontent.com/pod-product-compliance
Lightning Source LLC
LaVergne TN
LVHW021750030726
842523LV00003B/986